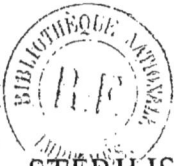

STÉRILISATION DE L'AIR CONFINÉ

STÉRILISATION

DE

L'AIR CONFINÉ

PAR

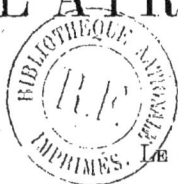

LE Dʳ CH. DELAHOUSSE

MÉDECIN PRINCIPAL DE L'ARMÉE
DIRECTEUR DU SERVICE DE SANTÉ DU XIIᵉ CORPS D'ARMÉE
OFFICIER DE LA LÉGION D'HONNEUR

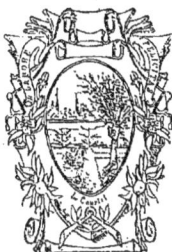

LIMOGES

IMPRIMERIE ET LIBRAIRIE LIMOUSINES

Vᵉ H. DUCOURTIEUX

7, RUE DES ARÈNES, 7

1899

dont le seul substratum possible est la vapeur d'eau exhalée à chaque expiration ; poison devenu ainsi tangible et saisissable, soit qu'on le considère, au même titre que l'acide carbonique, à l'état de solution, soit encore en simple émulsion, réserve faite pour les cas où déposé sur les parois des habitacles, il pourrait reparaître à l'état pulvérulent et constituer partie intégrante des détritus connus sous le nom banal de poussières.

J'ai encore fait ressortir que l'extrême virulence de cette substance, échappant jusqu'ici à l'analyse chimique, devait tenir à son origine même : ressortissant aux combustions intimes de l'organisme et, très probablement, aux actes encore si peu connus comme fin, du phagocytisme constant ou accidentel.

Les glandes éliminatrices des déchets grossiers alimentaires ou de l'usure organique nous donnent, dans les produits excrémentitiels, tous les éléments chimiques rationnels ; mais encore y doit-on remarquer les combinaisons d'ordre chimique biologique, comme l'urée par exemple, qui font déjà pressentir la genèse possible de virus puissants, dont certains animaux nous donnent un exemple frappant et indéniable.

Le poumon semble tout particulièrement destiné à l'expulsion simple de tels produits qu'aucune glande ne saurait élaborer ; car, si accidentellement la peau élimine une toxine analogue pas plus que cet organe, le tube sudoripare n'y est pour rien ; tous deux sont de simples voies d'échange ou d'expulsion, et pour l'un comme pour l'autre, l'eau est le véhicule nécessaire au premier degré.

La question est assez complexe et troublante, vu nos idées générales actuelles, pour que je rappelle encore que nous n'avons à tenir aucun compte de la consommation de l'oxygène et de la production de l'acide carbonique ; que l'air ne doit pas être considéré comme un gaz simple mais bien comme un mélange défini, subissant des lois inflexibles, du fait des rapports inhérents à la masse relativement infinie de l'atmosphère libre, avec l'infime quantité que représente l'habitacle le plus considérable ; d'où il résulte qu'on peut considérer la constante de composition atmosphérique libre ou confinée, dans la mesure de nos habitations, comme aussi réelle que celle de la pesanteur barométrique : en même temps que chacun des gaz composants, fixe ou accidentel restent absolument soumis aux lois physiques qui le concernent individuellement, la masse ne subissant qu'une seule loi commune, celle de la température ou d'une influence mécanique directe.

Ainsi conçue, l'hygiène atmosphérique est vraie pour la majeure partie des habitations ; elle présente des lacunes de plus en plus accentuées, suivant les termes ordinaires, nombre, temps, cube, avec une variante ressortissant à toutes les modifications qu'apportent journellement les influences inhérentes à l'appropriation des locaux : industrie, écoles, casernes, hôpitaux, crèches, asiles et refuges de toute nature.

Ces modifications à l'état stable du mélange aérien, momentanément modifié par la naissance de gaz divers, tiennent spécialement à l'adjonction de molécules en suspension, soit d'une manière constante du fait d'impulsions mécaniques locales ou de courants atmosphériques variables, soit d'actions intermittentes mettant en branle pour un temps variable, des détritus spéciaux connus sous le nom générique de poussières, et qu'il suffit de signaler pour indiquer leur valeur relative suivant le milieu considéré.

Ce point de vue nouveau et si bien mis en relief par la bactériologie, a acquis de nos jours une importance considérable, nous n'hésitons plus à considérer les détritus des expectorations suspectes comme l'une des causes les plus ordinaires de l'effroyable extension de la tuberculose dans les ateliers, les locaux de passage constant, comme le sont les gares, les wagons de voyageurs.

Actuellement, nous sommes en possession de la pathogénité des maladies communes en nos climats : fièvre typhoïde, diphtérie, un peu plus accessoirement tuberculose, en ce sens que la culture, la propagation par inoculation des éléments reconnus comme spécifiques est nettement établie dans la série animale.

Mais encore, faut-il reconnaître que les conditions nécessaires qui relient la cause à l'effet, nous échappent souvent ; aussi, comme le fait remarquer Kelsch, en maintes circonstances, le pourquoi de l'ubiquité latente ou tout à coup productive reste en suspens.

D'autre part, l'alternance des germes de l'état de virulence au saprophytisme tient probablement à leur contact avec un organisme lui-même naturellement ondoyant en ses aptitudes de réceptivité.

Le fait essentiel dominant toutes les hypothèses est néanmoins l'apport indiscutable d'un germe extérieur. L'on ne discute plus guère aujourd'hui l'importance des ingesta, plus particulièrement des eaux de boisson.

Je ferai toutefois une grande réserve sur la valeur absolue des germes nettement pathogènes, et à plus forte raison de ceux encore à l'état ubiquitaire.

La collaboration des éléments saprophytiques ou d'essence morbide générale comme le sont ceux dits putrides est telle qu'il y a souvent lieu de discuter la part d'influence de chacun d'eux.

La fièvre typhoïde par exemple éclatera sans qu'il soit possible de trouver dans les ingesta pas plus que dans l'atmosphère, le bacille d'Eberth, mais l'analyse des eaux, des poussières respirables, nous fera toujours découvrir dans la première les germes bien connus de la putréfaction, des matières fécales, etc. Dans la seconde, le méphitisme propre aux égouts, aux dépôts d'immondices, etc.

En second lieu, si l'on tient compte des observations publiées par Kelsch, où l'évolution morbide paraît devoir être attribuée au contact seul d'une plaie cutanée avec un sol suspect, on est en droit de se demander si dans le cas où les poussières doivent surtout être incriminées, et tenant compte d'une sélection privilégiée, il n'y aurait pas lieu de rechercher la cause de bien des infections dans un état plus ou moins défectueux des surfaces muqueuses des voies digestives ; les altérations d'ordre physique suppléant ici à l'absorption intégrale des germes par la voie d'absorption d'éléments digérés où les germes ont persisté.

Kelsch estime que les poussières charrient les éléments infectieux au moins d'une façon équivalente à celle des eaux et dans certaines conditions, plus souvent.

On les incrimine aujourd'hui dans la propagation des épidémies comme dans la genèse des manifestations morbides limitées.

J'ai pour ma part publié des observations, où le nettoyage à fond des écuries de cavalerie, fait au cours des manœuvres annuelles qui vident les casernes de la majorité de leur population habituelle, hommes et chevaux, et qui par conséquent présentent alors les meilleures conditions d'hygiène générale, étaient incontestablement dues à l'action néfaste des poussières soulevées au cours de travaux mal dirigés, par l'inscience des dangers qu'ils devaient fatalement provoquer.

Actuellement dans l'armée où les recherches de ce genre ont surtout été faites à la suite des travaux publiés par Kelsch, on considère les fissures des planchers, les entrevous, comme des réceptacles de poussières, ayant une influence souvent prépondérante dans les évolutions morbides de toute sorte.

On ne discute plus l'influence des poussières de sols souillés par des expectorations de tuberculeux.

Kelsch cite le fait topique d'une caserne où, au cours d'une évolution typhoïde, la récolte des poussières des entrevous fit découvrir un microbe dont les caractères morphologiques et bio-chimiques s'identifiaient au bacille d'Eberth, en même temps qu'on y constatait la présence du bactérium coli.

En résumé, on constate dans de tels résidus, des germes éminemment suspects ; peu importe l'interprétation que l'on en peut donner, il suffit de signaler le danger que leur présence comporte.

Les idées émises par Kelsch ont été matériellement consacrées par des analyses spéciales établissant la richesse en bactéries de poussières récoltées dans un hôpital et dans une caserne.

Etudiées suivant une technique de laboratoire inutile à exposer ici, elles ont été traitées de trois façons :

1° Inoculation d'une simple solution aqueuse stérilisée ;

2° Elimination préalable de bactéries diverses en chauffant la solution jusqu'à 90° ;

3° Les colonnes isolées et ensemencées servent à une dernière série d'inoculations.

Les récoltes obtenues se résument brièvement comme il suit :

1° Poussières d'hôpital

a. Staphylococcus pyogenes albus ;

b. Staphylococcus aureus ;

c. Bacillus pyocyaneus ;

d. Pneumo-bacille de Friedlander ;

e. Bacillus coli communis.

2° Poussières de caserne de cavalerie

Staphylocoques, blanc, doré, cereus albus, le micrococcus cinna bareus de Fleyge, le micrococcus mesentenricus vulgatus, le bacillus fluorescens putridus, le micrococcus candicans prodigiosus, le bacillus coli communis.

Les inoculations faites avec les éléments bactériens de la caserne sont restées stériles ; celles faites avec les bactéries pyogènes des hôpitaux ont montré qu'ils conservaient leur virulence et ont produit des abcès caractéristiques.

J'ai réussi, à l'aide du ventilateur spécial que j'ai fait construire, à continuer l'investigation faite par Kelsch, mais en la limitant exclusivement à la recherche des micro-organismes flottant dans une atmosphère confinée.

Les récoltes ont été faites dans diverses salles de l'hôpital de Limoges, et dans des conditions un peu différentes.

J'ai en outre, grâce à un dispositif spécial du ventilateur, pu mettre en relief la valeur de la filtration proprement dite de l'air aspiré et expiré par l'instrument.

J'exposerai plus loin le si intéressant résultat de ces investigations

diverses : je me contente pour l'instant de dire que toutes mes recherches confirment les faits établis par les premiers travaux que je viens de
citer ; démontrant sans conteste qu'il ne suffit pas de priver l'air d'un
milieu de culture qu'il constitue souvent, et que l'on a, avec tant de vérité
comparé à un marécage aérien, mais que pour obtenir un résultat parfait
il faut encore être certain qu'on a bien isolé ou définitivement stérilisé les
germes qui y pullulent pour les empêcher de continuer le danger virtuel
constant qu'ils représentent:

Ces diverses remarques nous conduisent à étudier en premier lieu les
moyens les plus efficaces pour enlever au foyer de culture, c'est-à-dire à
la vapeur d'eau putride due aux phénomènes respiratoires, ses qualités
délétères, tant au point de vue de sa toxicité propre, analogue aux virus
les plus actifs, qu'à l'apport qu'elle constitue pour l'évolution de germes
directement ou accessoirement causes d'évolutions pathogéniques diverses.

Nous connaissons la quantité de vapeur d'eau en excès exhalée par le
poumon, mais l'on ne saurait établir une départition entre l'hygrométricité de l'air inspiré et celle du gaz expiré au point de vue de la
toxicité.

Il sort du poumon un volume d'air à l'état de saturation, l'analyse des
milieux confinés dans les conditions hygiéniques ordinaires nous démontre que la demi-saturation reste la règle ; l'observation des cas les moins
favorables, comme le sont spécialement les réunions momentanées que
représentent les soirées et bals, les banquets, les conférences, nous permettent de supposer une saturation absolue, puisque les murailles lisses
nous font voir une précipitation aqueuse indiscutable, car si au premier
moment on peut invoquer une différence thermique, elle ne saurait persister longtemps.

Eu saine pratique, il faut considérer l'hygrométricité de l'air comme
variant entre 50 et 70° au maximum, ce qui permet de jauger la quantité
d'eau à absorber pour purifier l'atmosphère confinée ; mais ce qu'il sera
toujours bien délicat d'évaluer, c'est l'infection relative de la vapeur d'eau
suivant le cube, le nombre et le temps, d'où nécessité de rappeler l'iné-
luctable solution d'un renouvellement intégral au bout d'une période
déterminée.

Sur cette réserve, on peut, comme je l'ai calculé ailleurs, réintégrer tout
ou partie d'une atmosphère souillée par l'expiration d'êtres animés dans
le même milieu confiné, à la condition d'une purification qui pourra avoir
pour base l'absorption simple d'une quantité de vapeur d'eau dont la proportion sera établie d'après le nombre des occupants.

Ce procédé est théoriquement facile à déterminer, mais il semble préférable en pratique de ne pas s'astreindre à des opérations basées sur le seul calcul, trop de déceptions nous sont venues en matière de ventilation ou d'aération en s'en tenant à la mathématique pure, pour ne pas se méfier en outre des actions chimiques, alors même en principe apparent, absolument certaines.

Tout en réservant ce mode de faire, j'ai cherché s'il ne serait pas préférable de s'en tenir à la purification de la vapeur d'eau polluée, sous une forme qui permettrait de ne réserver aux chiffres que la valeur réelle, mais encore accessoire qu'ils comportent, étant donné bien entendu, que le principe premier : expulsion pure et simple de l'air confiné, déterminé mécaniquement dans la proportion que j'ai indiquée, avec rentrée forcée et bien divisée en sa masse, par les fissures naturelles de nos appartements, ne saurait être appliqué en raison des exigences de nombre et de cube, le problème au premier abord si simple et si séduisant, rencontre néanmoins des difficultés qui ne sont pas insurmontables assurément, mais qui pour l'instant peuvent offrir des inconvénients qu'il faut étudier de très près, suivant les cas d'application.

Il faut pour cela considérer diverses conditions de milieux, variant d'une simple chambre qui représente les cas ordinaires, jusqu'aux centres où les agglomérations s'étendent, des collectivités moyennes journalières, aux foules momentanément produites.

En un mot, la chambre à coucher familière, le dortoir des écoles et asiles divers, les bâtiments réservés aux assemblées fortuites, ne comportent pas les mêmes exigences, alors qu'elles réclament des appareils qui différeront entre eux suivant les conditions respectives des locaux à assainir.

Si en effet on voulait appliquer la formule d'Herscher exigeant 60 mètres cubes à l'heure et par tête et qu'on prit pour exemple certains amphithéâtres comme celui de la Sorbonne, pouvant contenir un millier de personnes, avec un mètre cube d'air initial à peine, il faudrait faire passer en une heure 60,000 mètres cubes dans l'enceinte, ou faire éprouver à chaque assistant le choc à la minute de 1,000 litres d'air nouveau à une température parfois très différente, ou une quinzaine de litres à la seconde ce qui représente un courant d'air évidemment insupportable fut-ce pendant quelques instants.

On peut objecter que rien ne s'oppose à la rentrée d'un air chauffé préalablement, mais la pratique n'a guère favorisé une telle conception en dehors de l'odeur désagréable de l'atmosphère ainsi constituée.

On doit également prendre en considération le mode même de purification, qui peut se faire sur place par un appareil fonctionnant sans intermédiaire autre que le purificateur à travers lequel passe le courant d'air voulu, ou au contraire pour les grandes collectivités nécessitant des engins de force variable, exigeant tout d'abord un local spécial et par suite des conduites de retour.

Dans le premier cas, l'élément indispensable est un fonctionnement absolument silencieux et il importe peu à ce point de vue dans les autres circonstances.

Commençons d'abord par étudier la question au point de vue primordial, les agents purificateurs.

La conception de l'empoisonnement de l'air confiné, par le seul principe de la vapeur d'eau plus ou moins polluée par la respiration des êtres vivants, va nous permettre de résoudre facilement et presque mathématiquement le problème, envisagé dans cette partie principale.

Il nous suffit pour cela de nous reporter à l'étude approfondie qui a été faite des agents stérilisateurs s'attaquant à des éléments essentiellement fermentescibles.

Les substances germicides ont été classées en échelle d'intensité, d'après leur action sur une même unité, représentée par un litre de bouillon, suivant le poids nécessaire de chacune d'elles pour stériliser le liquide et partant empêcher toute putréfaction.

Si laissant un instant de côté l'action toxique propre de l'eau d'exhalaison pulmonaire, pour n'en considérer que sa propriété de constituer un un excellent foyer de culture, comme le démontrent les observations de Miquel, et de tous ceux qui ont surtout décelé l'extraordinaire pullulation des germes à bref délai, dans l'eau de condensation recueillie dans les milieux confinés, nous trouverons de suite une première notion presque mathématique pour poser les bases de la stérilisation cherchée.

Si nous prenons les unités de personne, de temps et de cube initial nécessaire (10 m. c.), nous constatons qu'il est exhalé par litre d'air expiré trente-trois milligrammes d'eau en excès, soit treize grammes par tête et par heure, primitivement saisissables, sous la forme d'un chiffre rond de 400 litres d'air, à l'état de saturation.

Répandu dans le milieu ambiant, l'air ainsi saturé tend à prendre une moyenne dépassant naturellement celle que l'on constate d'habitude, c'est-à-dire une demi-saturation, laquelle équivaut à sept grammes environ par mètre cube ; en prenant dix grammes pour chiffre réel ordinaire, on est vraisemblablement dans le vrai pour la majeure partie des cas.

Si maintenant nous considérons un appareil épurateur fonctionnant à raison de dix mètres cubes à l'heure, nous constatons d'abord que théoriquement le poumon ne fournit que quatre cents litres dans le même temps d'air pollué, soit sept litres à la minute, alors que le ventilateur a aspiré et expulsé en chiffres ronds cent-soixante litres ; soit vingt fois plus d'air purifié, autrement dit l'appareil a dilué l'air vicié au vingtième de sa puissance première.

Ce point de vue d'ordre physique a sa valeur, en ce sens que par l'expérience nous savons que ce degré de dilution de la toxine pulmonaire que nous ne pouvons préciser chimiquement ni expérimentalement, est cependant plus que suffisant pour que l'on puisse écarter l'action toxique proprement dite immédiate et dans un temps limité.

Nous voici donc conduit à la simple considération de la vapeur d'eau respiratoire, ramenée à sa seule valeur de foyer de culture parfait pour l'évolution microbienne accidentelle ou constante.

La vapeur d'eau exhalée en une heure étant de treize grammes, il faudrait un séjour de soixante-quinze heures pour arriver à un kilogramme d'eau souillée dans un milieu habité par un seul individu, en supposant qu'il n'y ait pas de déperdition.

Si nous prenons un exemple très fréquent de trois personnes, habitant le même appartement, il faudrait encore en chiffres ronds vingt-quatre heures pour obtenir un kilogramme d'eau à désinfecter.

Ceci posé, voyons maintenant quelle quantité de substance germinicide devient nécessaire pour un cas déterminé.

Je laisse de côté celles qui n'offrent aucun intérêt dans le cas qui nous occupe ; l'échelle de puissance pour un litre à stériliser, les répartit de la manière suivante :

Eau oxygénée.............................	0 g. 05 c.
Bi-chlorure de mercure.....................	0 07
Acide chromique...........................	0 20
Sulfate de cuivre..........................	0 09
Acide salicylique..........................	1
— benzoïque............................	1 10
— phénique...........................	3 20
Permanganate de potasse.,................	3 50
Tannin...................................	4 80
Acide borique.............................	7 50
Sulfate de fer....	11
Glycérine.................................	225

Je tiens à ajouter qu'il serait imprudent de se rapporter exclusivement à ce tableau pour conclure d'une façon absolue.

En effet, il ne faut pas oublier que la puissance germinicide d'une même substance varie selon le microrgasme cultivé et suivant le milieu de culture.

Les expériences faites dans les laboratoires ont nettement confirmé la valeur de l'opinion commune connue sous le nom de refroidissement.

Le problème compte néanmoins des aperçus différents, qui nous montrent du reste combien complexe est la question, et les réserves que suscitent les situations sociales diverses, si l'on veut rester dans les saines appréciations qu'exige la pratique.

On ne saurait en effet assimiler une assemblée où l'immobilité est la règle à une réunion essentiellement mouvante.

Une salle de bal, pour préciser, comporte du fait même de son but des allées et venues, une agitation continue de l'atmosphère confinée qui stimulent les échanges.

C'est le cas de dire que le personnel devient le véritable ventilateur, pris au terme exact du mot ; et le résultat physiologique est très remarquable, car il active les fonctions cutanées, et en fait réalise le bien-être que comporte un simple éventail, mais étendu à une plus grande surface du corps.

C'est encore le même principe qui, à l'air libre, rend aux moissonneurs la chaleur solaire bien moins pénible qu'à un simple spectateur, malgré le travail déployé.

On remarquera encore que l'air confiné se trouvant ainsi brassé continuellement facilite singulièrement un échange physiologiquement intégral.

Si nous considérons ensuite des locaux plus spécialement destinés à des agglomérations éventuelles et où par conséquent le cube initial peut se restreindre sans inconvénient immédiat, la purification de l'atmosphère ne devra plus prendre pour base le nombre, mais bien le cube, c'est-à-dire le renouvellement intégral le plus près possible.

Nous voyons, par des exemples fréquents, le cube initial que nous avons considéré comme indispensable réduit au dixième, soit un mètre cube par tête, quel que soit le nombre des assistants.

La conclusion à en tirer est que la vapeur d'eau en suspension aura une toxicité en rapport avec le nombre.

Dans le premier cas envisagé, une salle de bal, on peut aussi ajouter que l'évaporation de la sueur, que des analyses ont elles-mêmes démontré absolument imprégnée de véritable toxine, rendra encore l'hygrométricité intérieure peut-être plus redoutable, malgré les raisons qui facilitent l'échange avec l'atmosphère extérieure.

Mais quelque soit le point de vue auquel on se place, les conditions de purification de l'atmosphère confinée varieront bien peu, en pratique absolue, contrairement à la doctrine de la dilution de l'acide carbonique, car outre l'inutilité de donner rentrée à une trombe d'air neuf chauffé, il ne sera nécessaire que d'augmenter le chiffre de l'élément stérilisateur dans la solution de contact.

Il suffira de se reporter alors au chiffre que nous avons admis en principe, un gramme d'eau intoxiquée par tête et par heure, pour constater que mille personnes ne donneront jamais, dans le même espace de temps, qu'un kilogramme de liquide à stériliser et que si le cube comporte mille mètres, la ventilation naturelle, expulsant un tiers à l'heure, soit trois cents mètres cubes en chiffres ronds, il suffira d'un ventilateur d'une intensité de cent cinquante mètres cubes à l'heure, pour un renouvellement intégral en deux heures dans une mesure suffisante ; car l'absolu est impossible à obtenir, vu l'incessant échange de l'air vicié avec l'air neuf, et non sa substitution en bloc d'atome à atome.

Il est rare que des séances réunissant un tel nombre de personnes durent plus de cinq à six heures, on peut admettre d'ores et déjà qu'en augmentant, dans une proportion double ou triple l'élément stérilisateur suivant les cas, on aura réellement atteint une action constante, dont l'expérience du reste sera le meilleur juge.

Ce point de vue spécial a l'importance que comporte la mise en pratique de tout système théorique, ou réduit à la valeur d'une expérience de laboratoire, c'est-à-dire le résultat définitif et non hypothétique en serrant au plus près le calcul totalement aléatoire, comme je dois le répéter constamment dans un tel problème.

Si nous résumons cette longue discussion, nous voyons que deux systèmes de purification s'imposent, suivant que l'on considère le nombre ou le cube.

Dans les réunions temporaires exceptionnelles, le cube, toujours insuffisant comme terme initial, conduit fatalement à une simple purification de l'air emprisonné ; le renouvellement intégral exigeant un courant physiologiquement impraticable.

Il arrive fréquemment au contraire dans la vie habituelle qu'il est plus rationnel de ne considérer que le nombre des occupants.

Il serait en effet inutile et même hygiéniquement mauvais de chercher un renouvellement intégral si le cube initial personnel atteignait quarante à cinquante mètres cubes.

La conclusion est que l'on peut, presque aussi mathématiquement que l'a fait Herscher, inscrire une constante hygiénique, pourvu que le cube initial soit respecté ; le chiffre de renouvellement intégral adéquat, en la période horaire, comme nous l'avons déterminé, étant la seule règle physiologique que l'on puisse admettre comme absolue.

En effet, il y a lieu de rappeler que théoriquement, le poumon ne donnant issue qu'à quatre cents litres d'air contaminé par heure, il suffirait, pourvu que la sortie de cette même quantité d'air fût assurée, de réintégrer dans la même période une égale quantité d'air absolument pur, pour maintenir un état physiologique suffisant, étant surtout donné l'appoint considérable de la ventilation naturelle, dans les conditions d'un cube initial normal, si l'échange atomique du gaz vicié correspondait à une même quantité exacte d'air absolument pur, ce qui en pratique est impossible.

Il importe cependant encore, dans la voie exceptionnelle que nous avons indiquée, c'est-à-dire la simple purification de l'air momentanément emprisonné, sans souci de sa déperdition oxygénique, de son augment en acide carbonique, de se demander si, en l'espèce, le milieu de culture étant annihilé, les germes pouvant persister ne vont pas à leur tour, par un séjour plus prolongé, présenter pour l'organisme un danger éventuel plus considérable : l'action des agents stérilisateurs ayant pu être incomplète, plus spécialement en ce qui concerne les pores, alors que la réceptivité organique reste la même.

Cette dernière et importante considération nous a naturellement conduit à l'étude d'appareils pouvant mécaniquement répondre d'une façon absolue à de telles craintes, venant pour ainsi dire s'ajouter par surcroît aux premières mesures, reposant sur des idées de biologie chimique offrant déjà une garantie des plus sérieuses.

Nous aurons donc à étudier en premier lieu le meilleur dispositif pour l'emploi des substances dites stérilisatrices, et ensuite les artifices spéciaux qui nous permettent de conclure d'une façon absolue, étant données les expériences de laboratoire qui semblent aujourd'hui concluantes.

Le pouvoir stérilisateur de substances diverses a été étudié conformément à une série d'expériences, comportant un poids déterminé d'un bouillon de culture admis comme une sorte d'étalon, exigeant une dose fixe de l'élément considéré, pour demeurer absolument stérile.

On peut donc admettre en principe que le point de départ est tout à fait empirique; il importe peu néanmoins ; certaines conditions nous permettent de croire qu'il existe un réel rapport dans le pouvoir stérilisateur avec nos idées courantes de l'oxygénation des matières organiques, soit leur destruction absolue ou encore la neutralisation des germes.

Il suffira de rappeler, à ce point de vue, que la présence de l'ozone dans une atmosphère quelconque, est absolument incompatible avec celle de la matière organique, à l'état moléculaire indivisible, tel que nous l'admettons par exemple pour la toxine pulmonaire qui ressortit au domaine infinitésimal de la chimie biologique.

Quoi qu'il en soit, il nous suffit d'en accepter les résultats indiscutables et de les appliquer au mieux des idées qui nous préoccupent.

La stérilisation de la vapeur d'eau contenue dans l'atmosphère, dont elle forme momentanément partie assez intégrale, pour qu'on ne puisse considérer le problème autrement que sous la forme de stérilisation de l'air confiné, doit être envisagée sous diverses façons.

On peut se restreindre à un contact plus ou moins intime et durable avec la substance stérilisatrice ou au contraire se rapprocher absolument du principe premier en soumettant l'air pollué à une lixiviation complète.

On peut admettre en effet que le passage de l'air à travers un milieu liquide doué de propriétés particulières non seulement neutralisera complètement la valeur toxique de sa vapeur d'eau, mais encore retiendra toutes les spores qu'il peut transporter en simple suspension.

Ces différents points de vue rentrent dans la partie instrumentale qui désormais va nous intéresser et représente le côté le plus difficile, l'application pratique.

Ma plus grande préoccupation a toujours été de ne rien laisser à l'inconnu et, conformément aux idées de Kelsch, j'ai voulu me rendre compte de la valeur des poussières en suspension ; de même qu'il avait étudié ce mode d'infection en recueillant les mêmes détritus dans les failles mêmes des sols.

Avec l'appareil ventilateur d'essai que j'avais fait construire, il m'a été permis de saisir les éléments en suspension une première fois, dans une atmosphère confinée, au moment du réveil des occupants : c'est-à-dire dans les conditions voulues de séjour suspect, et alors que les divers travaux d'assainissement journalier entraient en action.

Je me suis contenté d'appliquer à une bouche de sortie du ventilateur, une légère couche d'ouate, destinée à la filtration de l'air confiné pendant une période de temps de vingt à trente minutes, ce qui représente le passage dans l'instrument en mouvement normal, environ vingt à vingt-cinq mètres cubes d'air.

Il a été facile de constater, sur la surface de la matière filtrante, une couche noirâtre indiquant un dépôt considérable de poussières plus ou moins suspectes.

La mise en culture a provoqué un développement tel qu'il ne fallait pas songer à une analyse absolue, d'autant que la liquéfaction prématurée du milieu de culture ne permettait pas de chiffration ; encore aucun élément pathogène ne fut-il reconnu, bien qu'on eût fait fonctionner l'appareil en vue de saisir le bacille de la tuberculose, s'il existait en ce milieu.

Dans une seconde expérience, je fis fonctionner l'appareil à deux points de vue : une première couche d'ouate arrêtait le premier jet, une seconde devait parfaire l'opération de filtrage.

Je commence par dire que la seconde couche traitée comme la première resta absolument stérile, ce qui constitue le point le plus important au point de vue pratique qui nous intéresse.

L'air avait été aspiré pendant une demi-heure, en armant l'ouverture de sortie de l'appareil d'un tube de carton muni à chaque extrémité d'une feuille d'ouate de petite épaisseur, le tout stérilisé à l'autoclave.

La deuxième couche a été humectée avec de l'eau stérilisée et après vingt-quatre heures de contact, on a fait l'ensemencement dans une boîte de Pétri avec dix gouttes de liquide.

Ce n'est que vers le huitième jour qu'apparut une petite colonie blanchâtre.

Un bouillon de culture ensemencée avec quelques gouttes de celle-ci diluée, est resté absolument stérile.

On peut donc considérer la ouate comme suffisante pour parfaire absolument l'action d'un appareil, alors que la solution stérilisatrice du purificateur n'aurait pas été absolue.

Mais une autre recherche va nous montrer l'importance de la vapeur d'eau toxique du poumon d'une façon encore bien plus tangible.

Les femmes employées dans les ateliers de porcelaine, où l'on doit manipuler des substances pulvérulentes toxiques, comme le sont les sels de plomb, ont pour habitude de se couvrir la bouche et les narines d'une feuille d'ouate qui intercepte les poussières.

Je me suis procuré une de ces feuilles, préalablement stérilisée, ouate hydrophile des hôpitaux.

Cette masse filtrante a servi une journée à l'ouvrière.

On a pris sur le côté en rapport avec la bouche et les narines une petite quantité de substance, qui a été mise en contact avec quelques gouttes d'eau stérilisée.

Puis l'ensemencement a eu lieu sur bouillon de peptone.

La culture a donné lieu aux constatations suivantes :

1° Staphylocoques ;

2° Une bactérie très mobile ayant l'ensemble des caractères du *bacillus subtilis*.

Afin de se rendre compte de la valeur de ces divers éléments de culture, un cobaye fut inoculé avec l'émulsion totale.

Il succombait après soixante heures en présentant les phénomènes suivants :

Congestion intense de tous les organes ; paralysie de la vessie ; urines albumineuses, etc.

Au point d'inoculation, on constata un petit amas de pus dont l'examen direct accusa la présence de micrococoques et de bacilles peu mobiles.

Les urines ont dénoncé la présence de nombreux micrococoques de globules de pus.

L'ensemencement de ce dernier sur bouillon peptonisé a donné après vingt-quatre-heures une culture assez active de bacilles mobiles et de nombreux diptocoques.

Le cœur ponctionné et le sang retiré au moyen d'une pipette stérilisée, et ensemencé sur bouillon peptonisé, après vingt-quatre heures, a permis de retrouver des staphylocoques et une bactérie assimilable au *bacillus subtilis*, ainsi qu'un bacille à forme très allongée et irrégulière, immobile, d'ordre ordinairement banal, et que le Gram colore parfaitement.

Si nous analysons la série des faits exposés, le résumé est simple : une masse filtrante primitivement considérée comme pure d'éléments pathogéniques (ouate hydrophile ordinaire), est utilisée dans le seul but d'intercepter l'entrée de poussières nocives dans les voies respiratoires ; de même qu'elle filtre l'air extérieur, elle filtre l'air expiré.

La surface intérieure ne comporte donc comme reliquat que la toxine pulmonaire qui s'y incruste du fait de la condensation de la vapeur d'eau qui la traverse en quantité variable, et y abandonnant par filtration et réfrigération ses éléments toxiques en émulsion ou en solution.

Mais, en même temps, les germes ubiquitaires des voies respiratoires s'y sont fatalement fixés ; ils ont trouvé non seulement un point d'arrêt stable, mais un foyer de culture éminemment favorable, une association spéciale, et ce petit microcosme bactérien résume tout à coup ce qu'un milieu confiné persistant va lui-même produire du fait d'une stagnation aérienne prolongée des mêmes éléments, multipliés par le nombre des individualités et le temps, avec l'augment qu'apporte un cube retréci, une température constante à degré surtout favorable, si l'on considère que les foyers divisés hors du centre général seront les ouvertures buccales et nasales des occupants.

Il me semble que cette observation est bien la démonstration la plus flagrante de la théorie de Kelsch concernant l'ubiquité des germes, et l'idée que j'ai émise comme principe absolu de l'extrême importance de la toxine pulmonaire comme foyer de culture essentiellement propre au développement pathogénique et au résultat si néfaste de l'association microbienne.

Quelle que soit l'interprétation, les faits sont là ; ils peuvent être répétés et contrôlés à satiété, c'est tout ce que je voulais démontrer.

Nous sommes maintenant en mesure d'aborder le problème pratique et instrumental en considérant désormais les choses de haut, et chacune de nos affirmations aura pour base des expériences et des raisonnements sur lesquels il serait fastidieux de revenir :

1° La purification absolue d'un milieu confiné comporte un renouvellement intégral de l'atmosphère dans une mesure reconnue nécessaire, conformément à l'unité de temps de cube initial et de nombre individuel, tout en respectant l'impressionabilité physiologique.

Ce premier problème simple, nous l'avons résolu en étudiant les nécessités premières ayant pour bases : le strict nécessaire comme cube initial, le résultat de la ventilation naturelle ensuite.

Je n'ai pas à revenir sur la nécessité d'un cube initial de 10 $^{m.\,c.}$ par tête comme minimum d'une installation salubre.

En thèse générale, trente à quarante mètres cubes représentent un bon appartement de nuit ou de séjour constant pour personne malade ou invalide.

La ventilation naturelle suffit pour entretenir l'état premier, puisqu'elle est égale horairement à un tiers du cube ; ici, la pratique comme la théorie sont d'accord pour considérer l'intervention d'une ventilation mécanique comme de luxe ou comme thérapeutique ; la première constituera un milieu hygiénique, la seconde répondra à des exigences diverses.

Considérant, au contraire, un milieu réduit au minimum 10 $^{m.\,c.}$ par tête, les conditions hygiéniques pures seront en souffrance ; il y aura bien encore le nécessaire par heure d'occupation puisqu'il correspondra en fait à la rentrée d'un chiffre d'air pur presque décuple de l'air vicié dans le même temps par le poumon, mais déjà une lacune se produira.

Si nous prenons pour exemple d'habitation multiple, un local de nuit qui nous intéresse plus spécialement par la fixité de l'air emprisonné dont les allées et venues n'activent plus suffisamment l'échange, une chambre de caserne par exemple, comportant dix hommes, offrant un cube individuel de quinze mètres, le renouvellement horaire sera dans les bonnes conditions admises de cinq mètres cubes par tête ; le cube total équivalant à 150 mètres, il faudra trois heures pour un renouvellement intégral théorique, et à l'expiration de cette période, pratiquement il restera un reliquat d'air vicié, car l'on ne peut supposer une sortie intégrale d'air vicié, en l'espèce 1,800 litres, remplacés par 5,000 litres d'air pur.

Néanmoins, les conditions de salubrité seraient bonnes si l'échange portait certainement sur la totalité ; or, en pratique, l'air nouveau ne fait souvent que traverser l'atmosphère impure, se mélangeant à peine par moitié avec l'air confiné.

J'ai indiqué le dispositif nécessaire pour obvier à ces inconvénients, c'est-à-dire répartir la prise et la rentrée de l'air dans les meilleures conditions d'action positive et de réciprocité d'échange au point de vue de la facilité de fonctionnement.

Mais les forces naturelles invoquées réaliseront-elles ce *desideratum* ?

La pratique nous démontre jusqu'ici qu'un aléa constant trouble nos calculs et qu'un élément certain d'action s'y doit ajouter.

Ceci posé, dans quelle mesure aurons-nous à intervenir ?

Nous le pouvons de deux façons :

1° Le cube initial pour dix personnes comportant 150 m. c., le débit théorique naturel étant de 50 m. par heure, en trois heures, en fait, le renouvellement intégral aurait lieu. Pour l'avoir complet en une heure, 10 m. c. par tête suffiraient comme supplément, et pour la période de trois heures 3 m. c. par tête ou 30 m. c. à l'heure, dans le cas considéré. A un autre point de vue le renouvellement théorique intégral en une période de trois heures paraissant suffisant en thèse générale, pour en parfaire l'action en la période horaire, il suffirait de se reporter de la quantité d'air vicié exhalé par le poumon, soit en l'espèce environ quatre mètres cubes, pour qu'une rentrée égale d'air pur mathématiquement assurée suffise pour maintenir un état salubre, confirmé en outre par la prise d'air dans tous les points, et une rentrée analogue, ce qui réaliserait le problème d'une façon indiscutable au point de vue de l'échange et du mélange. Puis, si nous prenons un moyen terme entre ces deux manières de voir : la rentrée certaine de 12 à 15 m. c. à l'heure, opposant ainsi au moins trois fois le chiffre d'air pur à l'air expiré, et arrivant au renouvellement intégral désormais certain en près de deux heures, le problème entrerait dans une voie pratique bien simple, en ce qui concerne l'action purement mécanique.

Mais, comme je l'ai exposé, la question peut encore se résoudre autrement, par la purification chimique, dans une mesure quelconque et comme nous l'allons voir applicable surtout en la pratique aux appartements de luxe ou aux grandes collectivités, où l'on se heurterait souvent à l'impressionnabilité physique.

Dans le premier cas, 30 à 40 m. c. initiaux assurent largement le nécessaire comme échange, une intervention ne constituera plus qu'un luxe hygiénique ; il se traduira par l'introduction dans le milieu d'un principe balsamique destiné à effacer toute trace de contamination ou par l'absorption d'une quantité de principe toxique échappant toujours à l'échange des deux atmosphères.

Ici nous n'avons plus à considérer le problème que sous le point de vue d'opposer à un poumon exhalant un principe simplement désagréable du fait de sa dilution et de sa disparition absolue impossible, un poumon agissant en sens inverse, et à chaque expiration physiologique offrant une expiration artificielle d'air absolument pur, et plus ou moins imprégné d'essences vivifiantes.

Nous avons ici pratiquement un moyen d'action, que nos recherches précédentes, en localisant la toxine pulmonaire dans la vapeur d'eau, nous permettent de restreindre à la considération du cube aérien qui la contient et de la saisir ainsi sous une forme tangible analysable.

Nous avons établi que sauf les cas anormaux, l'air confiné oscille en hygrométricité entre 50 et 65°, à cet état un mètre cube en contient au maximum 10 grammes.

Si prenant le cas fréquent de deux personnes occupant un appartement de luxe, la quantité d'eau exhalée par leurs poumons sera bien en excédent de 30 grammes. Mais avec l'échange naturel extérieur un tiers aura disparu et les 20 grammes restant vont se trouver dilués dans une masse de 40 m. c., soit une fraction infinitésimale de 0 gr. 50 pour un mètre cube ou 0 gr. 0005 par litre et comme la quantité d'eau contenue par mètre cube d'air est au maximum de 10 grammes, ceux-ci sont donc presque indemnes de toute toxiquité tangible, et si nous les considérons néanmoins comme plus ou moins dangereux il sera bien facile d'y remédier.

Ainsi conduit à une simple contre-expiration pour arriver à un état hygiénique parfait, il nous suffira d'aspirer dans le milieu 800 litres d'air, soit en pratique 1 mètre cube, correspondant à la quantité d'air qui a traversé les poumons pour le restituer privé d'eau et partant biologiquement pur.

Nous savons qu'un gramme de chlorure de calcium fondu peut absorber 10 grammes d'eau, faisons passer cet air suspect dans un dispositif contenant pour une période quelconque, soit 10 heures, 15 grammes de ce sel, et nous aurons obtenu le résultat voulu.

Nous venons d'agir en supprimant radicalement la cause d'infection, mais on peut objecter que du fait même une quantité nécessaire en apparence d'hygrométricité aérienne confinée est supprimée, que l'atmosphère intérieure deviendra trop sèche; j'ai ailleurs répondu à cette objection prévue, j'ajouterai encore que de même que l'air sortant du poumon à l'état de saturation ne change en rien l'hygrométricité normale, de même l'air expulsé à l'état de siccité par le poumon artificiel n'y produira aucun changement, pour les mêmes raisons, et qu'en outre de terme à terme l'équilibre se ferait encore dans une mesure plus que suffisante.

Si nous considérons maintenant le problème sous un autre jour, c'est-à-dire purification simple de l'air contaminé, sans lui enlever par conséquent sa vapeur d'eau, qui en fait est le seul élément infectieux à considérer, il nous est encore facile de répondre d'une façon presque certaine à ce *desideratum* dont l'importance devient prédominante dans toutes les conditions sociales où le renouvellement intégral devient insupportable, sinon dangereux, du fait de l'impression physiologique déterminée par des courants intensifs à température très différente, l'air restitué en ce cas étant à un degré de calorique à peu près semblable.

La même base va nous servir, dix grammes d'eau à stériliser au lieu de les faire disparaître pendant la période horaire.

Nous connaissons la quantité de principe germinicide nécessaire pour neutraliser un litre de bouillon de culture auquel nous assimilons une même quantité de vapeur d'eau prise dans un milieu contaminé du fait de la présence d'un être vivant; je n'ai pas à revenir sur la discussion que comporte ce principe nécessaire.

Si nous prenons pour type un élément germinicide vulgaire, l'acide salicylique par exemple, que je choisis pour bien des raisons inutiles à développer en ce moment, 1 gramme suffit pour neutraliser 1 litre, en l'espèce nous avons à considérer pour une période de 10 heures maximum de séjour, soit 100 grammes d'eau : il suffirait donc de un décigramme de ce sel dissous dans un milieu quelconque, à travers lequel l'air barboterait et y abandonnerait son eau contaminée pour qu'il en ressortît absolument pur, soit que le liquide servant de véhicule soit simplement de l'eau, ou de la glycérine par exemple, qui ne rendrait l'air immergé que privé d'une certaine quantité de son hygrométricité.

Quoi qu'il en soit, ce barbotage peut tout d'abord être considéré comme parfait au point de vue de l'épuration, puisque même dans un liquide non aseptique il suffirait d'un cube en rapport avec le passage de l'air pour noyer sa vapeur plus ou moins infectée dans des proportions facilement déterminables.

Mais arrêtons-nous au cas particulier que nous avons choisi : pour neutraliser 100 grammes d'eau saisissables sous la forme de 10 mètres cubes d'air confiné, soit 1 décigramme de substance germinicide.

Le barbotage dans un liquide exige une intensité plus considérable dans la force de l'appareil ventilateur, et en outre il comporte un bruit qu'il faut éliminer dans un appartement particulier, si l'on veut avoir un appareil portatif n'exigeant aucune communication avec l'extérieur, ce qui constituerait un dispositif nouveau, spécial pour le retour de l'air purifié.

La solution est facile en transformant le barbotage dans le liquide stérilisateur en un contact avec une superficie du liquide suffisante, ce qui peut être obtenu avec une mèche de dimensions et d'imprégnation suffisantes, en un temps également posé pour correspondre à une action qui puisse être considérée comme constante.

Un simple calcul va nous éclairer : le poumon artificiel que nous avons établi aspire et débite par seconde, à raison de 1,000 ou 1,200 litres à l'heure, 3 litres à la seconde, le poumon naturel en débite environ 1 litre. Ce qui en l'espèce correspond à un litre de vapeur d'eau, l'air ambiant étant considéré comme nul suivant les lois physiques de mélange.

En conséquence un atome de vapeur d'eau contaminée se trouvera en l'espace d'une seconde environ trois fois en contact avec la surface imprégnée du liquide stérilisateur, ce qui peut être assimilé théoriquement à un contact constant.

Si, en outre nous décuplons l'énergie stérilisatrice du milieu, il semble bien évident que l'effet cherché sera bien obtenu par l'emploi d'une dissolution comportant un gramme de l'élément germinicide, ce qui en pratique est bien facile à réaliser.

Soit en effet une solution de 2 grammes d'acide salicylique dans 200 grammes de glycérine, une mèche d'envergure et de disposition suffisantes pour offrir une prise de contact représentant 100 grammes de liquide, résoudra la question.

Nous avons tous les éléments voulus pour ne plus considérer que le meilleur dispositif mécanique à choisir, tant au point de vue privé que pour une extension aux grandes collectivités.

Cette question capitale peut-être considérée comme résolue par l'emploi d'un ventilateur dont le débit s'échelonne de un mètre cube à l'heure à une quantité indéfinie : un moteur qui a l'électricité comme principe, une pile, fonctionnant 10 heures sans interruption et pouvant donner un débit de 12 à 15 m. c. à l'heure à raison d'une dépense de 0 fr. 12 pour toute la nuit, enfin un épurateur à effet multiple, soit dessication de l'air, soit son épuration chimique et dans les deux cas, avec ou sans imprégnation de l'air confiné des principes volatils voulus.

Toutefois, ces divers modèles encore à l'étude, pour une simplification définitive, comporteront une description et un mode d'emploi qu'il sera préférable de traiter à part, ce qui constituera la troisième partie, et assurément la plus intéressante, puisqu'elle fixera la mise en action pratique des principes que j'ai successivement exposés au cours de ce travail.

La stérilisation de l'air confiné vient tout-à-coup d'acquérir une valeur des plus importantes, du fait d'une nécessité prochaine d'assurer une intégrité respiratoire absolue dans un milieu hermétiquement clos.

Il n'y a plus ici seulement à considérer ce point de vue essentiel, mais encore la nécessité de parer à l'absorption d'oxygène et à l'augmentation constante de la production de l'acide carbonique.

Les principes que j'ai exposés, de l'équilibre constant des gaz qui composent l'atmosphère, du fait de leur tension réciproque, se trouvent naturellement troublés, dès que la communication entre le lieu clos et le grand réservoir atmosphérique se trouve un instant interrompue ; mais il y a lieu de faire remarquer que pour peu que celle-ci ne dépasse une quantité horaire telle, que le chiffre de l'oxygène absorbé ne tombe pas, à tension intérieure à peu près égale, au-dessous de la moitié du chiffre normal, comme les expériences de Paul Bert que j'ai citées ailleurs le démontrent, et par surcroît la vie habituelle sur les hauts plateaux, il n'y a pas lieu de s'en préoccuper, pas plus que de l'acide carbonique en excès.

Cette limite est mathématiquement établie en tenant compte du cube et du nombre des occupants, il est inutile d'y insister ; mais encore peut-on faire remarquer que les principes que j'ai établis n'exigent que la communication d'une durée minime entre les milieux ainsi considérés, pour rétablir presque instantanément l'équilibre.

Je ne veux pas traiter ici les voies et moyens suffisants, ils rentrent dans des idées d'un autre ordre, qu'on peut simplement indiquer, en exprimant qu'il suffira pour un milieu submergé de le mettre de temps en temps en communication avec l'atmosphère au moyen d'un tube de caoutchouc qu'une bouée calculée fera immédiatement émerger à la surface des eaux en temps voulu.

Mais encore on doit envisager le problème dans le cas ou l'herméticité absolument nécessaire va exiger de parer à la fois à tous les inconvénients qu'elle entraîne naturellement.

Considérons d'abord l'absorption de l'acide carbonique qui s'impose plus particulièrement.

Les détails que j'ai donnés sur mon ventilateur sanitaire suffisent pour faire comprendre que rien n'est plus simple que de faire passer l'air puisé par lui à travers un milieu constitué par une surface de lait de chaux imbibant des mèches convenablement disposées pour une purification absolue.

Quant à la production de l'oxygène nécessaire pour compenser l'absorption, elle est assez liée à la stérilisation de l'atmosphère pour que je traite d'abord cette dernière question.

Le principe stérilisateur qui s'impose ici est l'eau oxygénée, je n'ai pas à revenir sur ce que j'ai déjà exposé longuement, je me contenterai de préciser les faits en vue du fait qui nous intéresse plus particulièrement.

La quantité de principe stérilisateur nécessaire trouve son barème dans l'échelle de Miquel, mais j'ai formulé la nécessité de ramener les proportions à une période qui ne doit pas excéder une minute, vu la mobilité des milieux libres, la rapide décomposition de l'agent stérilisateur dans les milieux hermétiquement clos.

Ceci posé, la question comporte encore un autre point de vue important.

La stérilisation de l'air a pour base celle de la vapeur d'eau qu'il tient en suspension, mais la saturation est limitée, elle ne peut excéder un chiffre bien déterminé, le nombre au contraire est pour ainsi dire illimité, il en découle cet aperçu bien simple : la vapeur d'eau considérée comme bouillon de culture à stériliser comprendra un milieu dont la valeur variera avec ce dernier terme.

Il est bien évident que si l'on négligeait cette considération ou arriverait à cette absurdité qu'il faudrait moins de principe stérilisateur pour un cube inférieur parce qu'il contiendrait moins de vapeur, tout en comptant une source infectieuse plus considérable.

Le calcul du chiffre de l'élément stérilisateur doit donc être fait sur une base invariable ; toutes les fois que le cube initial sera réduit au minimum sanitaire, soit 10 mètres cubes, il faudra toujours le considérer comme exigeant une désinfection de la vapeur d'eau au moins égale à celle que contiendrait le cube admis comme hygiénique, soit 40 à 50 m. c. par tête.

En sens inverse quelles que soient les dimensions du cube, comparées au nombre, il n'y aura pas lieu d'aller au-delà.

Il reste bien entendu que ces calculs de désinfection ambiante comportent tout d'abord l'action du poumon artificiel opposé au poumon naturel, qui a déjà fait une œuvre suffisante en général quand il s'agit de milieux normaux.

On doit encore remarquer que les doses ont été établies à minima et qu'il est nécessaire en pratique généralisée de tenir compte de ce point de départ, le grand avantage de l'eau oxygénée est de ne jamais pouvoir atteindre un degré nuisible dans un milieu hermétiquement clos, sauf des durées qu'il n'y a pas lieu d'envisager.

La décomposition de l'eau oxygénée est d'autant plus rapide quand elle est pure qu'elle est plus concentrée.

Saturée, la décomposition commence sensiblement à 20°, tandis que pour l'eau que dans sa composition habituelle de 10 à 15 fois son volume de gaz celle-ci ne commence qu'à 50°.

Les acides énergiques, au contraire, leur donnent une stabilité qui résiste à un commencement d'ébullition.

Ce dernier point de vue peut avoir une importance considérable, puisqu'il permet d'obtenir un résultat cherché, moyennant l'addition d'acide chromique lui-même au stérilisateur des plus puissants, puisque 20 centigrammes suffisent pour la stérilisation d'un litre de bouillon, l'acide salicylique 1 gramme, l'acide benzoïque 1 gr. 50, toutes substances inoffensives à pareille dose.

Le fer et l'étain n'ont pas d'action sur l'eau oxygénée, d'une façon sensible elle est nulle sur l'eau acidulée.

En revanche sa décomposition est rapide quand l'eau est agitée avec de l'air ou un gaz inerte.

Au point de vue des milieux hermétiquement clos, l'eau oxygénée comporte deux applications :

1° La stérilisation de la vapeur d'eau par le liquide habituel de 10 à 12 volumes par volume de liquide.

Si l'on prend pour établir une base simple, un cube clos de 100 m. c. comportant 10 habitants, la période horaire considérée d'une façon moyenne en tant qu'hygrométricité, comporterait à 10 grammes par mètre, 1 kilogramme de vapeur à désinfecter toutes les minutes vu la décomposition rapide du principe désinfectant, mais conformément aux bases que j'ai établies comme nécessaires, ce sont 4 à 5 kilogrammes de vapeur qu'il faudra considérer.

Suivant l'échelle il y aura donc lieu d'employer en chiffres ronds 25 centigrammes d'eau oxygénée vaporisée par le ventilateur, au cours d'une minute.

Cette dose étant à minima devra être doublée, soit 50 centigrammes, et par conséquent 30 grammes à l'heure, soit une moyenne de 10 gouttes à la minute.

Si l'on considère, d'autre part, le cube d'air passant horairement par le poumon comme nécessitant toujours une désinfection malgré l'absorption d'eau qui en résulte, ce chiffre atteint dans le cas considéré environ cinq mètres cubes à saturation, soit 75 grammes de vapeur d'eau, en chiffres ronds 100 grammes.

Appliquant à ceux-ci le calcul précédent de dilution nécessaire, il faut considérer 500 grammes exigeant en chiffres ronds, par minute, 50 milligrammes d'eau oxygénée, autrement dit 3 grammes par heure.

Si maintenant l'on réunit ces divers points de vue, que l'on tienne compte de tous les aléas, on peut fixer le chiffre total nécessaire pour le milieu clos à 50 grammes d'eau à volatiliser horairement, soit à peine 1 gramme par minute, à peu près une goutte par chaque révolution pulmonaire.

On pourrait donc d'après ce calcul considérer chaque tête comme exigeant horairement dans un milieu hermétiquement clos 5 grammes d'eau oxygénée.

Considérons maintenant la quantité d'oxygène qu'il y aurait lieu de produire horairement pour compenser la quantité absorbée du fait de la respiration : celle-ci pour les 10 occupants est en chiffres ronds de 150 grammes.

L'eau oxygénée concentrée comporte en chiffres ronds 450 volumes, donc un demi-litre suffirait largement pour une heure ; soit encore 50 grammes par tête.

Si maintenant nous envisageons le problème en son entier : la quantité d'eau oxygénée à vaporiser horairement comporte par tête ce même chiffre, puisque avant la décomposition en eau et gaz, l'action stérilisatrice aura été produite et constante par l'apport fractionné à la minute, et subsidiairement à la seconde par le déverseur siphoïde capillaire qui permet de doser mathématiquement le débit à un degré aussi minime qu'on puisse le désirer.

La décomposition peut être activée comme je l'ai dit par une agitation rapide du liquide ou ce qui revient au même par le courant plus ou moins intensif du ventilateur dirigé sur la chute de l'eau saturée ; alors que la décomposition de la quantité d'eau destinée à une simple stérilisation du milieu aura tout intérêt, au contraire, à être retardée par l'adjonction d'un acide, considérations qui peuvent conduire à l'emploi simultané et en vases divers de l'eau plus ou moins saturée.

Ces calculs et ces divers points de vue s'appliquent naturellement à plus forte raison, à tous les milieux habités mais non hermétiquement clos, et pour lesquels évidemment il n'y aura guère jamais lieu de s'occuper d'une production d'oxygène, en dehors d'un point de vue thérapeutique cherché et qui pourra alors comporter au contraire une superproduction pour produire un milieu constant ou momentané, au gré du médecin, et dont l'importance est toute d'ordre médical.

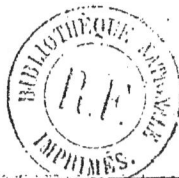

Limoges, Imp. Vᵉ H. Ducourtieux, rue des Arènes.